La dieta completa para el intestino en español/ The complete diet for the intestine in Spanish

Charlie Mason

Tabla de Contenido

provisional. Las marcas comerciales que se mencionan se realizan sin consentimiento por escrito y de ninguna manera pueden considerarse un respaldo del titular de la marca comercial.

Introducción

Felicidades por comprar La dieta completa para el instestino y gracias por hacerlo.

¿Alguna vez se ha preguntado por qué su intestino no siempre está bien? O tal vez experimente síntomas de hinchazón, inflamación o incluso intestinos irritables. Si esto suena familiar, entonces está de suerte. Acaba de descargar el mejor libro del mercado para ayudarlo a comer bien, obtener bacterias buenas y adecuadas, y controlar su intestino.

Cuando nuestro revestimiento intestinal se ve comprometido, puede causar muchos problemas de salud. Estos problemas también pueden evitar que pierda peso, duerma y tenga energía. Al descargar este libro, ha dado el primer paso para estar más saludable, con más energía y dormir mejor que nunca. Pruebe una de estas deliciosas recetas hoy y comience a obtener las recompensas masivas que encontrará con un intestino saludable.

Hay muchos libros sobre este tema en el mercado, ¡gracias de nuevo por elegir este! Se hizo todo lo posible para garantizar que esté lleno de tanta información útil como sea posible, ¡por favor, disfrute!

Capítulo 1: Información sobre la dieta para el instestino

¿Cómo afecta nuestro intestino a nuestro estilo de vida?

Los microbiomas son un ecosistema vivo de bacterias que viven dentro de nuestros cuerpos. Los microbiomas son una parte importante de nuestro estilo de vida saludable. Hay una gran cantidad de flora, bacterias buenas, que residen en nuestro intestino. También residen en su boca, en su piel y en varias partes de su cuerpo. Le brindan muchos beneficios para la salud. Al agregar probióticos junto con sus microbiomas, puede tener un intestino saludable y un estilo de vida saludable.

En la siguiente lista puede encontrar varias formas en que los microbiomas brindan apoyo a su estilo de vida.

- Apoyan su sistema inmunológico
- Aumentan sus fuentes de energía natural
- Mantienen su peso ideal
- Puede dormir lo suficiente
- Apoyan su metabolismo
- Obtiene más claridad
- Eliminan el intestino permeable
- Mejoran su estado de ánimo y mejoran la sensación de bienestar
- Aclaran su piel y le proporcionan una tez radiante.
- Les da una sonrisa radiante

¿Cómo daña la comida chatarra nuestro intestino?

No es ningún secreto que la comida chatarra es mala para usted. De hecho, ha habido varios estudios que muestran cómo la comida chatarra afecta su cuerpo. Potencialmente puede diezmar sus microbios intestinales. Al matar sus microbios intestinales, puede causar más problemas de los que cree. ¿Ha experimentado antojos de comida chatarra? Muchas veces las personas anhelan la comida chatarra, a pesar de que no tienen hambre. La comida chatarra tiene una manera de enseñarle a su intestino a comunicarse con su cerebro que lo necesita para funcionar. Tiene 10 billones de bacterias localizadas en su estómago, y cada una envía mensajes a otras partes de su cuerpo.

Su intestino le hablará a su cerebro, y luego su cerebro le hablará a su intestino. Hay una décima parte de sus terminaciones nerviosas que tienen la tarea de llevar estas respuestas, lo que le ayuda a controlar sus microbios en el intestino. La mayoría de los sistemas dentro de su cuerpo funcionan con piloto automático, y las señales que se le envían activarán ciertas respuestas. Su microbiota ha aprendido a través de toda una vida de hábitos alimenticios lo que necesita. Esta puede ser una de las principales causas de por qué puede despertarse por la mañana deseando una dona. Los antojos son como notas que su intestino envía a su cerebro. Los microbios enviarán una señal que contiene una lista de azúcares, carbohidratos y grasas que les gustaría alimentar.

Shigella Flexnerian es un microbio que envía la señal del ansia de azúcar. Se vuelve virulento y comienza a enviar señales fuertes que le dicen al cuerpo que coma azúcar. Cuando envían esta señal, desencadena esa sensación de antojo profundamente arraigada que tiene cuando su mente le dice que necesita esa barra de chocolate. No se dará cuenta de que el deseo está siendo provocado por estos microbios. En cambio, solo estará sentado allí y de repente querrá una barra de chocolate.

El azúcar refinada y los edulcorantes son un gran no, en el mundo de la dieta. Se sabe que el azúcar alimenta la levadura. Esto permite la sobrepoblación, y esencialmente un número de bacterias positivas en su tracto digestivo. Hay algunas condiciones que se encuentran con el consumo de azúcar. Se sabe que el sobrecrecimiento bacteriano del intestino delgado está relacionado con el consumo de azúcar refinada. Estas condiciones pueden promover la permeabilidad intestinal. Los dulce, junto con el alcohol y la harina blanca son algunos de los ejemplos de alimentos que agotan las bacterias intestinales saludables. Sin embargo, se pueden usar edulcorantes alternativos como la stevia de hoja verde y el néctar de coco en lugar de azúcar y edulcorantes artificiales.

Muchas de las condiciones que pueden provenir del azúcar y la comida chatarra se enumeran a continuación.

- dolor de cabeza
- depresión
- acné
- angustia dental
- enfermedades del corazón y derrame cerebral
- falta de aliento
- aumento de peso
- presión arterial alta
- picos de azúcar en la sangre
- calorías adicionales
- resistencia a la insulina
- hinchazón

¿Por qué los antibióticos están limpiando nuestras bacterias buenas?

No solo hay un mayor uso de antibióticos en los centros médicos, sino que también hay un gran uso de antibióticos en nuestros alimentos. Muchas granjas están utilizando antibióticos para mantener a los animales sanos y estimular su sistema inmunológico. Uno de los efectos secundarios de un antibiótico, desafortunadamente, es que en lugar de matar solo a las bacterias malas, también están matando a las bacterias buenas en el intestino. Al reducir las bacterias saludables en su intestino, puede causar intestino permeable y otras condiciones de salud.

- Conduce al eccema
- Debilita la función inmune
- Insomnio
- Desequilibrio hormonal
- Crea trastornos del estado de ánimo, es decir, ansiedad.

La Clostridium difficile es una de las bacterias más comunes que puede contribuir a la conexión entre los profesionales de la salud y el uso de antibióticos. La colitis por Clostridium difficile es una infección que coloniza el intestino y puede provocar enfermedades intestinales. Las tasas de esta infección han aumentado desde que comenzó el uso excesivo de antibióticos. Dado que los antibióticos matan las bacterias positivas en nuestros intestinos, no tenemos una forma de combatir los síntomas que pueden consistir en diarrea leve y, finalmente, síntomas más graves que pueden incluir dolor abdominal, fiebre e incluso, en casos graves, la muerte.

¿Cómo es responsable nuestro intestino de alergias, intolerancias alimenticias y obesidad?

Cuando llenamos nuestro intestino con alimentos a los que somos alérgicos, podemos causar desequilibrios y aumento de peso. Las alergias contribuyen a muchas de las condiciones de salud que se diagnostican hoy. Las enfermedades inflamatorias, la obesidad, el intestino permeable y muchas otras afecciones pueden ser el resultado de una alergia alimentaria.

Entonces, ¿cómo podemos contrarrestar todas estas condiciones asociadas con la salud intestinal?

1. Comience por eliminar alimentos de su dieta. Elimine el gluten, los huevos, los lácteos, el maíz, el maní y la levadura de su dieta.
2. Disfrute de alimentos integrales a base de plantas y una dieta alta en fibra. Estos alimentarán a las buenas bacterias que recubren el estómago, además de proporcionarle los nutrientes que necesita para un rendimiento óptimo.
3. Use probióticos para agregar bacterias saludables a su intestino. Solo debe usar aquellos que contienen 10 mil millones de UFC de especies de bifidobacterias y lactobacilos. Tome probióticos diariamente para aumentar las bacterias saludables en su intestino.

Capítulo 2: Recetas de desayuno (8 recetas)

Tostadas para un desayuno dulce y salado

Ingredientes:

- Semillas de girasol tostadas con Tamari (receta ubicada en la sección de postres de este libro)
- Pan germinado, tostado
- Rodajas de fresa o rodajas finas de manzanas.
- Mantequilla de almendras
- Puré de manzana

Método de preparación:

1. Usando la tostadora, tuesta el pan y cúbralo con un poco de mantequilla de almendras y puré de manzana.
2. Apile fresas y manzanas en rodajas encima del pan y espolvoree con semillas de girasol.

Avena cortada al acero con semilla de amapola de limón

Ingredientes:

- Extracto de vainilla (1/2 cucharadita)
- Avena cortada al acero (1/2 taza)
- ralladura de limón (1 cucharadita)
- semillas de amapola (1 cucharada)
- Agua (2 tazas)
- Azúcar de coco (1 cucharada)
- Leche no láctea y almendras picadas para servir

Método de preparación:

1. En un colador de malla fina, enjuague la avena. Elimine todo el exceso de agua y coloque la avena en la Olla de cocción instantánea.
2. Agregue agua, revuelva y cierre la tapa. Asegúrese de que esté apuntando en la posición de sellado. Use la configuración manual y configure el temporizador durante 10 minutos. Use el método de liberación natural cuando suene el temporizador.
3. Libere toda la presión, retire la tapa y agregue el azúcar de coco, la ralladura de limón, las semillas de amapola y la vainilla. La avena estará acuosa, pero absorberá esto una vez que se enfríe. Enfríe la avena por completo y guárdela en la nevera.
4. Sirva la avena tibia con un poco de leche no láctea y almendras picadas.

Cereales con plátano, arándanos y nueces para el desayuno

Ingredientes:

- Mijo frío (1/2 taza), cocido
- Quinoa fría (1/2 taza), cocida
- Arándanos (1/4 taza)
- Plátano (1/2), cortado en rodajas
- Manzana (1/4), picada
- Nueces (2 cucharadas), picadas
- Jarabe de arce (1 cucharada)
- Leche de almendras (1 taza), fresca

Método de preparación:

1. Ponga todos los ingredientes en un tazón y vierta la leche de almendras encima.

Tofu revuelto sobre pan tostado

Ingredientes:

- Tofu (1 bloque) firme drenado y prensado
- Especias (1/2 cucharadita)
- Cebolla
- Ajo
- Pimentón ahumado
- Polvo de cúrcuma
- Albahaca seca
- Pimienta negra
- Sal negra (3/4 cucharadita), "Kala Namak"

Método de preparación:

1. Enjuague su tofu y luego extraiga toda la humedad usando una tabla de cortar y varias latas colocadas encima del tofu.
2. Mientras espera, agregue las especias al tazón y revuelva.
3. Una vez que la humedad haya desaparecido, coloque el tofu en un tazón con especias y aplástelo con un machacador de papas. No debe haber grandes bultos.
4. Revuelva para mezclar todo junto. Almacene durante la noche en un recipiente hermético en el refrigerador.
5. Caliente la sartén a fuego medio-bajo. Coloque el tofu y dore por 5 minutos, volteándolo mientras cocina. Asegúrese de que esté completamente caliente.
6. Colocar encima de una tostada germinada con tomates y cebollino. Puede usar cualquier otro ingrediente que desee. El aguacate y los brotes serán un delicioso desayuno.

Magdalenas de semilla de amapola de limón

Ingredientes:

- Puré de manzana (1 1/2 taza), sin azúcar
- Dátiles (4 grandes) sin hueso, mojadas y hervidas 10 minutos
- extracto de vainilla (1 cucharada)
- Sal (1/4 cucharadita)
- Ralladura de limón (1 cucharada)
- Jarabe de arce (1/4taza), 100% puro
- Leche (3/4 tazas), sin azúcar, no lácteos
- Jugo de limón (2 cucharadas)
- Avena en hojuelas (2 1/4 tazas), regular
- semillas de amapola (2 cucharadas)
- polvo de hornear (1 cucharadita)
- Bicarbonato de sodio (1 cucharadita)

Método de preparación:

1. Precaliente el horno a 350° F. Forre un molde para magdalenas.
2. Ralle el limón en un tazón. Combine el jugo de limón y la leche no láctea en el tazón. Mezclar y colocar a un lado.
3. Mezcle bicarbonato de sodio, avena, levadura en polvo y sal en la licuadora durante unos 15 segundos hasta que sea un polvo. Verter en un tazón.
4. Drene el agua de los dátiles y deséchela. Mueva los dátiles a su licuadora y agregue la mezcla de leche / limón no láctea, jarabe de arce, puré de manzana y vainilla. Licúe suavemente.
5. Vierta la mezcla en el tazón con los ingredientes en polvo. Mezcle suavemente las semillas de amapola y la ralladura de limón. Tenga cuidado de no mezclar demasiado.
6. Divida de manera uniforme en 12 magdalenas.
7. Hornee por 30 minutos y luego deje enfriar.

Batido de Cúrcuma y Zarzamora

Ingredientes:

- Agua (1 taza)
- Leche de soya (1 taza), sin azúcar
- Aguacate (1/4)
- Raíz de cúrcuma (1 trozo del tamaño de un pulgar), no es necesario pelar
- Plátano (1 grande), maduro o varios plátanos pequeños maduros.
- Moras (1 taza), congeladas
- Bok Choy (2 tazas)
- Semillas de cáñamo (1 cucharada)

Método de preparación:

1. Mezcle todos los ingredientes hasta obtener una masa cremosa y suave.

Magdalenas de especia de calabaza

Ingredientes:

- Pasas (1/2 taza)
- Extracto de vainilla (1 cucharada)
- Puré de calabaza (1 taza), 100% puro
- Dátiles (4 grandes) picados en agua caliente empapados por 10 minutos
- Bicarbonato de sodio (1 cucharadita)
- Leche (1 taza), sin lácteos sin azúcar
- Agua del remojo de dátiles (2 cucharadas)
- Nueces (1/2 taza), picadas
- Jarabe de arce (1/4 taza), 100% puro
- Vinagre de manzana (2 cucharadas)
- Avena en hojuela (2 1/2 tazas), regular
- Canela (2 cucharaditas)
- Polvo de hornear (1 cucharadita)
- Nuez moscada (1/2 cucharadita), molida
- Clavo (1/2 cucharadita), molido
- Mantequilla de semillas de girasol (2 cucharadas)
- Sal (0.125 cucharadita)
- Polvo de Jengibre (1/2 cucharadita)

Método de preparación:

1. Precaliente el horno a 350 grados Fahrenheit y cubra el molde para magdalenas.
2. Agregue el vinagre de manzana y la leche no láctea a un tazón para mezclar. Mezclar y dejar reposar para más tarde.
3. Coloque el bicarbonato de sodio, la avena, el jengibre, el polvo de hornear, el clavo molido, la canela, la nuez moscada molida y la sal en una licuadora. Licuar hasta obtener polvo. Transfiera en otro tazón.

4. Coloque 2 cucharadas de agua del remojo de dátiles en una licuadora y deseche el resto. Agregue los dátiles, la mezcla de leche / vinagre no láctea, mantequilla de semillas o nueces, jarabe de arce, puré de calabaza y vainilla. Licúe suavemente.

5. Vierta la mezcla líquida en el tazón con ingredientes secos, mezclándolos suavemente. Asegúrese de no mezclar demasiado. Doble las pasas y las nueces picadas.

6. Divida uniformemente en 12 moldes para panecillos, llenando hasta la parte superior de los moldes.

7. Hornee de 18 a 20 minutos. Compruebe con un mondadientes que debe estar limpio cuando se retira del centro de la magdalena.

Paté de setas y nueces - Alimentos integrales a base de plantas

Autor: Molly Patrick de Clean Food Dirty Girl

Ingredientes:

- 4 dientes de ajo picados
- 1 taza de cebolla roja 130 g, picada
- 1/2 taza de perejil 16 g, sueltos
- 1 cucharadita de estragón seco
- 3/4 cucharadita de sal marina 5g
- 1 cucharadita de jengibre pelado y rallado 6g
- 5 vueltas de pimienta negra
- 2 tazas de champiñones 170 g, en rodajas
- 2 cucharadas de agua 30ml
- 2 tazas de nueces 180g
- 1 cucharadita de jugo de limón 5ml

Método de preparación:

1. Caliente una sartén a fuego medio durante un minuto más o menos hasta que se caliente.
2. Agregue las cebollas, el ajo, el jengibre, el perejil, el estragón, la sal marina y la pimienta negra y cocine durante 3 minutos, revolviendo con frecuencia, para que los ingredientes no se peguen al fondo de la sartén. Si comienzan a pegarse, agregue solo un poco de agua.
3. Agregue los champiñones y 2 cucharadas de agua y cocine por 4 minutos, revolviendo intermitentemente.
4. Procese durante aproximadamente 15 minutos las nueces, el jugo de limón y la mezcla de cebolla / champiñones en un procesador de alimentos hasta que quede suave.
5. De vez en cuando detenga el procesamiento. Use una espátula de goma para empujar hacia abajo cualquier paté que se haya acumulado en el costado del procesador de alimentos.
6. Enfríe por un mínimo de una hora antes de servir. Sirva con rodajas de pepino o en pan germinado tostado.

Capítulo 3: Recetas de almuerzo (8 recetas)

Ensalada de granos cítricos

Ingredientes:

- Agua (1.75 tazas)
- Cebollas verdes (3), en rodajas finas
- Sal (3/4 cucharadita)
- Cuscús (1 taza)
- Albahaca seca (1/2 cucharadita)
- Trigo Bulgur (1/2 taza)
- Guisantes congelados (1 taza)
- Pimienta negra
- Pimiento rojo, cortado en cubitos (1 taza)
- Sal
- Menta fresca (3 cucharadas), finamente picada
- Chile rojo (0.125 cucharaditas), hojuelas secas
- Perejil, finamente picado (1/4taza)
- Jugo de limón (2 cucharadas)
- Cilantro en polvo (0.125 cucharaditas)
- Zumo de lima (2 cucharaditas)
- Tomillo seco (1/4 cucharadita)
- Ralladura de lima (1/4 cucharadita)
- Ajo (1 cucharadita), gránulos

Método de preparación:

1. Hervir agua y sal en una cacerola.
2. Retirar del fuego y agregar trigo bulgur y cuscús. Cubra con una tapa y déjelo reposar 20 minutos. Coloque los granos en un tazón y esponje con un tenedor.

3. Coloque el resto de los ingredientes en un tazón y revuelva suavemente para mezclar. Servir tibio o a temperatura ambiente.

Sopa de zanahoria y jengibre

Ingredientes:

- Sal (1 cucharadita)
- Leche de coco (1 lata)
- Cebolla roja (1 taza) picada
- Agua (3 tazas)
- Zanahorias (5 tazas), picadas
- Dientes de ajo (3), picados
- Jengibre (2 cucharadas), picado y pelado
- Pimienta negra

Método de preparación:

1. Prepare su cebolla, ajo, zanahoria y jengibre. Coloque las verduras en un tazón y colóquelas a un lado.
2. Use una olla grande y caliente hasta que esté caliente. Agregue las verduras y cocine por 5 minutos. Revuelva con frecuencia. Nada debe pegarse al fondo. Use un par de cucharadas de agua para evitar que se pegue. A fuego medio, caliente una olla grande durante aproximadamente un minuto. Agregue todas las verduras del tazón y cocine durante 5 minutos, revolviendo con frecuencia, para que nada se pegue al fondo de la olla.
3. Haga hervir el agua y luego baje el fuego. Cocine a fuego lento la olla cubierta por 20 minutos. Si el nivel del agua es demasiado bajo, agregue más agua. Apague el fuego y agregue sal y leche de coco.
4. La sopa debe enfriarse por 10 minutos. Revuelva con frecuencia para ayudar a enfriarlo. Usa una licuadora para

mezclarlo hasta que quede súper cremoso. Sazonar con pimienta.

Sopa de nabo y lentejas de limón

Ingredientes:

- Apio (1 taza) picado
- Cebolla amarilla (1 taza) cortada en cubitos
- Sal (1 cucharadita)
- Albahaca seca (2 cucharaditas)
- Eneldo seco (1/2 cucharadita)
- Cúrcuma (1/2 cucharadita) en polvo
- Nabos (2 tazas) pelados en cubitos
- Espinacas (2 tazas) picadas
- Tomates (2 tazas) picados
- Zanahorias (1 taza) picadas
- Agua (5 tazas)
- Hoja de laurel (1)
- Lentejas (1.50 tazas) cocidas
- Jugo de limón (1 cucharada)
- Dientes de ajo (3), picados
- Ralladura de limón (1 cucharadita)
- Orégano (1.50 cucharaditas) seco
- Pimienta negra al gusto.

Método de preparación:

1. Caliente la olla a fuego medio por 2 minutos. Agregue zanahorias, cebolla, ajo, apio y sal. Cocine por 5 minutos, revolviendo con frecuencia. Si es necesario, agregue agua para evitar que se pegue.

2. Agregue la albahaca, el eneldo, el orégano y la cúrcuma. Continúe cocinando durante 30 segundos, revolviendo con frecuencia.
3. Agregue tomates, nabos, laurel, espinacas y agua y continúe revolviendo. Hervirlo. Baje el fuego y cubra parcialmente la olla con tapa. Cocine a fuego lento durante unos 12 minutos. Agregue las lentejas y cocine a fuego lento durante 10 minutos adicionales. Los nabos deben estar tiernos. Asegúrese de que no se cocinen demasiado.
4. Apague el fuego y tire la hoja de laurel. Revuelva la ralladura de limón, el jugo de limón y la pimienta.

Arroz frito con piña

Ingredientes:

- Pimiento rojo (1 taza), cortado en cubitos
- Anacardos (1/2 taza), crudos picados
- Cebolla roja (3/4 taza), cortada en cubitos
- Zanahoria (1 taza), finamente picada y pelada
- Piña (3/4 taza), picada en cubos de 0,50 "
- Ajo (2) dientes picados
- Jengibre (2 cucharaditas), finamente picado, rallado y pelado
- Tallo de apio (1), cortado en cubitos
- Polvo de cúrcuma (1/2 cucharadita)
- Cilantro en polvo (1/2 cucharadita)
- Hojuelas de chile rojo (3/4 cucharaditas), secas
- Arroz integral (2 tazas), cocido
- Salsa de soja / Tamari (2 cucharadas), baja en sodio
- Aminos de coco (2 cucharadas)

Método de preparación:

1. Usando un wok, caliéntelo a fuego medio por 2 minutos. Ahora, agregue anacardos y tueste por 3 minutos. Revuélvelos mientras se cocinan. Deben estar ligeramente dorados. Retírelos y colóquelos en un recipiente a un lado. Una vez que estén fríos, córtelos. Servir con arroz.
2. Agregue el pimiento rojo, la cebolla, la zanahoria y el apio. Cocine por 5 minutos. Agregue los vegetales y ablándelos, dejándolos crujientes.
3. Agregue hojuelas de pimiento rojo, jengibre, ajo, polvo de cúrcuma y polvo de cilantro. Cocine y revuelva por 4 minutos. La piña debe comenzar a dorarse.
4. Cocine su arroz, los aminos de coco y la salsa de soya. Cocine y revuelva continuamente durante 3 minutos. Eleve el fuego a alto durante 30 segundos.
5. Decorar con anacardos y disfrutar.

Fideos de arroz con verduras y camarones fritos

Ingredientes:

- Melaza (2 cucharaditas)
- Fideos de arroz (8 oz), secos
- Champiñones (1 taza), en rodajas
- Caldo de verduras casero (1 taza)
- Chícharos (1 taza)
- Albahaca (1/4 taza), fresca, picada
- Camarones crudos salvajes (1 libra) grandes, desvenados, pelados
- Jengibre (1/2 cucharadita), molido
- Sal marina (1.25 cucharaditas), dividida
- Aceite de sésamo (1 cucharada)
- Pimienta negra (1/4 cucharadita)
- Vinagre de manzana (1 cucharada)
- Ghee (2 cucharadas), dividido
- Zanahorias (1 taza), ralladas
- Semillas de sésamo (1 cucharada), tostadas
- Cebolletas (2) pequeñas, en rodajas finas

Método de preparación:

1. Hervir una olla de agua. Agregue los fideos de arroz y retírelos del fuego cuando haya terminado. Déjelo reposar por 5 minutos. Deben ser tiernos. Escurrir y luego enjuagar los fideos con agua fría. Dejar de lado.
2. Decore con camarones, 1/4 cucharadita de sal marina y 1/4 cucharadita de pimienta.
3. Caliente 1 cucharada de manteca en una sartén a fuego medio-alto. Saltee los camarones en la sartén. Una vez que estén

firmes y rosados, retírelos del fuego, aproximadamente de 5 a 10 minutos. Coloque los camarones en una fuente.

4. Baje el fuego el fuego a medio. Agregue las sobras de 1 cucharada de ghee. Mezcle las zanahorias, las vainas de guisantes, los champiñones y las cebolletas. De 2 a 3 minutos, saltee hasta que estén tiernos.

5. En un tazón, bata el caldo de verduras, la melaza, el vinagre, un 3/4 cucharadita restante de sal marina, el aceite de sésamo y el jengibre. Agregue la salsa a las verduras en la sartén. Agregue los camarones y los fideos de arroz. Continúe cocinando hasta que se caliente.

6. Decorar con semillas de sésamo y albahaca. Servir caliente o frío.

Vegetales Salteados en 10 minutos

Ingredientes:

- Champiñones (1 taza), en rodajas
- Apio, (1 taza), cortado en cubitos
- Cebolla, (1 taza) en rodajas
- Sal marina (1/4 cucharadita)
- Repollo, (2 tazas), en rodajas
- Pimienta negra molida (pocas espolvoreadas)

Método de preparación:

1. Caliente una sartén hasta que la sartén esté caliente.
2. Agregue las cebollas cocinando por unos minutos. Cuando las cebollas comiencen a pegarse a la sartén y se vuelvan marrones, mezcle 2 cucharadas de agua. Revuelva y continúe cocinando. Agregue 2 cucharadas de agua si comienzan a pegarse y a dorarse.

3. Cocine las cebollas durante 6 o 7 minutos, agregue agua y revuelva.
4. Agregue la col, champiñones, sal marina, apio y pimienta negra.
5. Cocine durante 4 o 5 minutos más, revolviendo con frecuencia hasta que los vegetales estén como a usted le gusta.
6. Se puede comer solo, servido como guarnición, o en una envoltura o taco.

Ensalada Dijon con Hinojo y Lenteja

Ingredientes:

- Aguacate en rodajas o en cubos
- Ralladura de limón (1/2 cucharadita)
- Lentejas cocidas (2.50 tazas)
- Pimienta
- Sal
- Pistachos tostados
- Hinojo (1/2 taza), en rodajas finas
- Menta (1/4 taza), fresca y en rodajas finas
- Jugo de naranja (1/2 taza), recién exprimido: 1 naranja servirá
- Aminos de coco (1 cucharada)
- Mostaza Dijon (1/2 cucharadita)
- Dientes de ajo (2) rallados y picados

Método de preparación:

1. Una taza de lentejas secas produce 2.50 tazas de lentejas cocidas.
2. Enjuague las lentejas secas y luego drene. Colóquelos en una olla con 2 tazas de agua.

3. Hervir las lentejas y bajar el fuego a fuego lento.
4. Retire la tapa y cocine a fuego lento durante 30-37 minutos o hasta que las lentejas estén blandas y se absorbe todo el agua.
5. Mezcle las lentejas cocidas junto con el hinojo, la ralladura de limón, el ajo, el jugo de naranja, la menta, la mostaza Dijon y los aminos de coco.
6. Decore con aguacate en cubos / rodajas y pistachos picados antes de servir.

Sopa nutritiva de caldo de huesos de pollo y zoodle

Ingredientes para el caldo de huesos:

- Diente de ajo (6)
- Pollo orgánico entero
- Raíz de jengibre (1 pulgada)
- Cebolla (1)

Ingredientes para la sopa:

- Caldo de pollo orgánico (4 a 6 tazas)
- Aceite de coco (2 cucharadas)
- Cebollas (1 a 2 tazas), picadas
- Zanahorias (1 a 2 tazas), picadas
- Calabacines (3 a 4), pequeños a medianos
- Pollo orgánico (2 tazas), desmenuzado
- Diente de ajo (2 a 3), triturado o picado
- Sal marina del Himalaya

Método de preparación:

Caldo de hueso:

1. Enjuague el pollo y colóquelo en la olla.
2. Llene la olla con agua hasta casi el 75%. Agregue los vegetales y hierbas.

3. Cocine a fuego medio alto hasta que haga burbujas. Baje el fuego y permita que hierva a fuego lento mientras está cubierto durante 8 horas a 48 horas.
4. Déjalo enfriar. Con un colador, vierta el caldo en un frasco y guárdelo en el refrigerador.

Sopa:

1. Saltee las cebollas con zanahorias en aceite de coco. Las cebollas deben estar suaves.
2. Agregue el caldo de huesos asegurándose de que esté hirviendo.
3. Hacer calabacín en fideos. Corte el calabacín en tiras, como fideos regulares de su elección. Usando una cortadora de juliana.
4. Mezcle el calabacín después de que las zanahorias estén tiernas. Luego, cocine a fuego lento con o sin la tapa. Deberían salir tiernos. El tiempo varía según el tamaño de los "fideos" de calabacín.
5. Agregue el pollo picado y el ajo. Hervir y luego apagar el fuego. Cubra y deje reposar durante 5 a 10 minutos.

Capítulo 4: Recetas de la cena (8 recetas)

Mahi-Mahi con chalotes, lima y verduras

Ingredientes:

- Mahi-mahi (2 6 onzas), filetes anchos (aproximadamente 1 pulgada de grosor)
- Sal marina (1/2 cucharadita)
- Lima (1 cucharada), jugo fresco
- Pimienta negra (1/2 cucharadita)
- Aceite de coco (1 cucharada)
- Lima (1 cucharadita), rallada
- Tomillo fresco (1 cucharada), picado
- Chalote (1), picado
- Perejil (1 cucharada), picado fresco
- Zanahorias (1/2 taza), en juliana
- Guisantes de nieve (1/2 taza), en juliana
- Calabacín (1/2 taza), en juliana
- Lima (4), rodajas finas

Método de preparación:

1. Caliente el horno a 400 grados Fahrenheit.
2. Corte dos piezas de pergamino de 15 por 24 pulgadas y proceda a hacer corazones simétricos.
3. Mezcle el aceite de coco, el perejil, el jugo de lima, la ralladura de lima y el tomillo en un tazón. Revuelva para mezclar.
2. Coloque cada filete con la mitad de la mezcla de aceite de coco. Divida uniformemente los guisantes de nieve, la chalota, las zanahorias y el calabacín entre los filetes. Decorar con 2 rodajas de lima.

3. Comenzando en la parte superior del corazón, doble la mitad del corazón sobre la otra, cubriendo completamente los peces. Selle los bordes con pliegues estrechos. Gire el extremo para asegurar.
4. Coloque los paquetes de pergamino en una bandeja. Hornee por 15 minutos. Transferir a platos, cortar papel pergamino abierto y servir.

Piccata de Pollo

Ingredientes:

- Solomillos de pollo (1 libra), limpios, sin antibióticos y de corral
- Harina de arroz (0.333 tazas), dorada
- Sal (1/2 cucharadita)
- Pimienta negra (1/4 cucharadita)
- Ghee (1/4 taza), orgánico (mantequilla clarificada)
- Chalotes (2), picados
- Limón (3 cucharadas), jugo fresco
- Alcaparras (2 cucharadas)
- Caldo de pollo (3/4 tazas)
- Para decorar: toques de limón

Método de preparación:

1. Coloque los solomillos de pollo en el medio de dos hojas de pergamino en una sola capa. Que sean de aproximadamente 0,25 pulgadas de espesor.
2. Mezcle la harina de arroz, la pimienta y la sal en un tazón.
3. Sumerja los solomillos de pollo en la mezcla de harina, cubriendo uniformemente cada lado.
4. Caliente el ghee en una sartén a temperatura media durante 2 a 3 min.

5. Eleve el fuego a medio-alto y coloque el 0.50% de los trozos de pollo en una sola capa; No los amontone. Cocine durante 4 a 5 minutos por lado, hasta que el pollo esté ligeramente dorado; retirar y reservar. Cocine los trozos de pollo restantes de la misma manera. Quítelos y colóquelos a un lado con su primer lote.

6. Agregue las chalotas a la sartén y saltee durante 2 minutos.

7. Agregue caldo de pollo, jugo de limón, alcaparras y trozos de pollo a la sartén. Cocine a fuego lento durante 5 minutos hasta que la salsa se espese.

8. Transfiera la piccata de pollo a un plato y use rodajas de limón para decorar. Servir.

Hamburguesa de superalimento probiótico

Ingredientes:

- Carne molida (1.25 libras), alimentada con pasto
- Mostaza (1/4 taza), orgánica
- Chucrut (1/2 taza), escurrido y orgánico
- Cabeza de lechuga (1/2), orgánica
- Berros (1/2 taza)
- Cebolla (1/2) blanca orgánica, en rodajas
- Sal marina del Himalaya

Método de preparación:

1. Caliente la parrilla a medio-alto. Haga cuatro empanadas de ¾ de pulgada de espesor con la carne molida. Sazone las empanadas con sal.

2. Cocine las empanadas hasta la preparación deseada.

3. Use las hojas de lechuga como "bollos de sándwich". Coloque las hamburguesas, berros, cebolla, chucrut y mostaza en los bollos.

Horneado de tofu con chile y lima

Ingredientes:

- Tofu (1 paquete) extra firme, lleno de agua
- Jugo de lima, (1/4 taza)
- Chile rojo en polvo (2 cucharaditas)
- Pimentón ahumado en polvo (2 cucharaditas)
- Sal (3/4 de cucharadita)
- Pimienta negra al gusto.

Método de preparación:

1. Saque el tofu del paquete y enjuague con agua. Luego, exprima todo el líquido extra del tofu.
2. Caliente el horno a 375 grados Fahrenheit.
3. Coloque el tofu en una tabla de cortar. Corte cubos de 1 pulgada y colóquelos en un tazón para mezclar. Agregue chile en polvo, pimentón ahumado, sal, jugo de limón y pimienta al tazón, revolviendo suavemente. Use una espátula flexible para que pueda cubrir el tofu.
4. Forre una bandeja para hornear con tapete o pergamino para hornear de silicona. Coloque el tofu en una sola capa en la hoja. Hornee por 15 minutos. Voltee y hornee el otro lado durante otros 15 a 20 minutos hasta que el tofu esté crujiente en los bordes. Asegúrese de que su tofu sea dorado.

Sopa calmante de frijol, mungo y cúrcuma

Ingredientes:

Ingredientes para la olla de cocción instantánea

- Cebolla roja (1/4 taza), picada
- Dientes de ajo (2 grandes), picados
- Jengibre (1 cucharada), pelado, finamente picado
- Cebolla verde (1/2 taza), en rodajas
- Tomate (1), mediano picado
- Tallos de apio (2), picados
- Puerros (3) pequeños o puerros (1) grandes
- Zanahoria (1), grande picada
- Repollo rojo (2 tazas), picado
- Frijol mungo (1/2 taza), entero, verde seco, enjuagado
- Polvo de cúrcuma (1 cucharadita)
- Sal (1/2 cucharadita)
- Agua (3 tazas)
- Perejil (1/4 taza), fresco picado
- Vinagre de ciruela (2 cucharaditas)

Método de preparación:

Instrucciones para la olla de cocción instantánea

1. Cuando todo esté listo, presione saltear en la olla y deje que la olla interior se caliente por 2 minutos. Agregue el jengibre, el ajo, los puerros, la cebolla verde, el repollo rojo, la cebolla, el tomate, los frijoles mung, el apio, la zanahoria, la cúrcuma y la sal.

2. Saltee durante 5 minutos, revolviendo frecuentemente. Si las cosas comienzan a pegarse al fondo de la olla, agregue un poco de agua. Apague la olla y agregue agua. Revuelva una vez más. Bloquee la tapa en su lugar, asegurándose de que la boquilla esté en la posición de sellado.

3. Ajuste el temporizador a 15 minutos usando el manual. Cuando el temporizador se apaga, use el método de liberación natural. Asegúrese de liberar toda la presión. Cuando toda la presión esté fuera de la olla, retire la tapa y agregue el perejil y el vinagre de ciruela.

Judías verdes balsámicas con champiñones y coco

Ingredientes:

- Vinagre balsámico (1 cucharada)
- Judías verdes (3 tazas), cortadas por la mitad
- Salsa de soja (2 cucharaditas)
- Pimienta blanca
- Champiñones (3 tazas), en rodajas
- Ajo (8) dientes picados
- Sal

Método de preparación:

1. Caliente una sartén o wok a fuego medio durante 2 minutos hasta que esté caliente. Agregue las judías verdes y cocine por 4 minutos.
2. Coloque los champiñones, la salsa de soya y el ajo en un wok y cocine por 5 minutos.
3. Luego cocine en vinagre balsámico durante 3 minutos adicionales. Revuelva ocasionalmente para que los ingredientes estén bien combinados y el vinagre cubra los frijoles.
4. Luego, use sal y pimienta blanca para saborear.

Pastel de carne vegano

Ingredientes:

Salsa:

- Pasta de tomate (0.333 tazas)
- Jarabe de arce (2 cucharadas), 100% puro
- Mostaza (2 cucharadas), amarilla
- Agua (2 cucharadas)
- Cebolla en polvo (1/2 cucharadita)
- Pimentón ahumado (1/2 cucharadita)

Pan:

- Agua (1 taza)
- Avena cortada en acero (1/2 taza) sin cocer, enjuagar, escurrir
- Salsa Worcestershire (2 cucharadas), vegana
- Pasta de tomate (2 cucharadas)
- Pan de grano germinado (5), rebanado y tostado
- Champiñones (4 tazas), en rodajas
- Frijoles pintos (lata de 0.50), bien escurridos y enjuagados
- Nueces (3/4 taza), picadas
- Cebolla (1/2 taza), cortada en cubitos amarillo
- Semillas de lino (1 cucharada), molidas
- Pimentón (1/2 cucharada), ahumado
- Ajo (2 cucharaditas) molido
- Sal (1.50 cucharaditas)
- Pimienta negra molida al gusto
- Leche (1/4 taza), sin lácteos sin azúcar

Método de preparación:

1. Caliente el horno 350 grados. Corte un trozo de pergamino para la parte inferior, así como para los lados de un molde para pan de 5 "x 9".
2. Coloque todos los ingredientes de la salsa en un tazón y bata suavemente. Dejar de lado.
3. En una cacerola, combine la avena cortada en acero, la salsa Worcestershire, el agua y la pasta de tomate. Hervirlo. Reduzca el fuego a bajo y cubra la sartén con una tapa. Cocine a fuego lento durante 15 minutos. Revuelva ocasionalmente. Asegúrese de que no se pegue. Después de 15 minutos, retire la tapa y deje enfriar.
4. Tostar el pan, cortarlo en trozos y colocarlo en el procesador de alimentos. Comience a procesar en migajas suaves. Transfiera las migas al tazón para mezclar.
5. En un procesador de alimentos vacío, coloque frijoles pintos, champiñones, cebolla, nueces, pimentón ahumado, semillas de lino molidas, sal, el ajo y la pimienta y luego procese durante 10 segundos. Todo se debe cortar en pedazos pero no en puré. Deténgase durante este tiempo para raspar cualquier alimento de los lados del procesador y luego continúe procesando.
6. Mezcle en el tazón que tiene pan rallado, la leche no láctea junto con la mezcla de avena cortada en acero. Mezcle y combine bien todo junto.
7. Coloque la mezcla entera en un molde para pan forrado y acaricie la carne con cuchara. Distribuya uniformemente la salsa preparada anteriormente sobre todo el pan. Hornee por 65 minutos.
8. Dejar enfriar durante 15 minutos. Cuando esté frío, saque el pastel de carne de la sartén junto al pergamino y colóquelo en una tabla de cortar. Dejar enfriar 10 minutos más. Proceda a cortar el pastel de carne en rodajas.

Capítulo 5: Recetas de Postres (8 recetas)

Semillas de girasol asadas con Tamari

Ingredientes:

- Semillas de girasol (1 taza), crudas
- Tamari (2 cucharaditas), bajo en sodio

Método de preparación:

1. Caliente la sartén a fuego medio-bajo durante 2 minutos.
2. Coloque las semillas de girasol en una sartén, extendiéndolas en una sola capa. Cocine por 5 minutos. Revuelva a menudo.
3. Vierta uniformemente su salsa de soya sobre las semillas. Revuelva y cocine por 2 minutos adicionales. Parte de la salsa de soya puede adherirse a la sartén. Está bien, solo continúe revolviendo las semillas.
4. Apague el fuego, transfiera las semillas al plato y deje que se enfríen. Almacenar en frasco de vidrio en el refrigerador hasta que esté listo para usar.

Pudín de chía con chocolate y mantequilla de almendras

Ingredientes:

- Semillas de chía (1/2 taza)
- Dátiles (5), grandes sin hueso y remojadas 10 minutos en agua hirviendo
- Jarabe de arce (3 cucharadas), 100% puro
- Leche (1.75 tazas), sin azúcar, no lácteos
- Mantequilla de almendras (2 cucharadas)
- Cacao en polvo (1.50 cucharadas)
- Rebanadas de fresas frescas, almendras tostadas y coco tostado para cubrir.

Método de preparación:

1. Saque los huesos de los dátiles y colóquelos en un recipiente resistente al calor. Vierta agua hirviendo sobre ellos y déjelos a un lado por 10 minutos.
2. Coloque la leche no láctea en una licuadora junto con mantequilla de almendras, cacao en polvo y jarabe de arce. Ponga a un lado para más tarde.
3. Cuando los dátiles se hayan terminado de remojar, tire el agua de remojo y agregue los dátiles a la licuadora. Mezcle para una textura súper cremosa y suave.
4. Transfiera la mezcla a un tazón y las semillas de chía. Batir bien y dejar reposar 10 minutos.
5. Después de 10 minutos, bata, para que no haya grupos de semillas de chía. Transfiera a un recipiente de vidrio con tapa. Almacenar en un refrigerador durante la noche o al menos 4 horas.
6. Coloque coco tostado, rodajas de fresa y almendras picadas tostadas encima para servir.

Batido de chocolate y cereza

Ingredientes:

- Leche (2 tazas), sin lácteos y sin azúcar
- Cerezas (1.50 tazas), congeladas
- Kale (1 taza), envasada
- Plátanos (2), muy maduros congelados sin cáscara
- Cacao en polvo (2 cucharadas)
- Lino (1 cucharada), molido
- Extracto de almendras (1 cucharadita)

Método de preparación:

1. Coloque todos los ingredientes en una licuadora y luego mezcle para obtener una textura súper cremosa y suave.

Palomitas de maíz para un intestino saludable

Ingredientes:

- Ajo (1/4 cucharadita), molido o en polvo
- Levadura (1/4 taza), nutricional
- Aminoácidos líquidos marca Braggs en una botella de spray
- Granos de palomitas de maíz (1/2 taza), sin explotar
- Pimentón (1/4 cucharadita), ahumado
- Nueces (1 cucharada), crudas

Método de preparación:

1. Coloque levadura nutricional, el ajo, las nueces y el pimentón ahumado en su licuadora. Luego, mezcle una vez hasta que los trozos de nuez se mezclen. Transfiera a un tazón y reserve para más tarde.
2. Explote sus granos de palomitas de maíz en máquina de aire caliente y luego coloque las palomitas de maíz en un tazón para mezclar.
3. Rocíe sus aminoácidos líquidos en sus palomitas de maíz, doblando las palomitas de maíz con las manos. Esto ayuda a cubrir las palomitas de maíz. Es posible que desee separar los tazones para mezclar si el tazón es demasiado pequeño. Tenga sus palomitas de maíz bien recubiertas para permitir que el condimento se pegue.
4. Rocíe las palomitas de maíz con la mezcla de condimentos que se guardó. Mezcle suavemente hasta que se mezcle uniformemente.

Jugo de apio rejuvenecedor

Ingredientes:

- Apio (1 to 2), racimos orgánicos

Método de preparación:

1. Usando un exprimidor, exprima su apio. Beber como merienda, desayuno favorito o jugo.

Té de jengibre y olmo resbaladizo

Ingredientes:

- Raíz de jengibre (1 cucharadita), fresca
- Olmo en polvo (1 cucharadita), resbaladizo
- Agua (2 tazas), purificada

Método de preparación:

1. Ralle la raíz de jengibre fresca en su tetera.
2. En la olla, vierta 2 tazas de agua y deje que hierva.
3. Cuele el jengibre de la taza.
4. Agregue el polvo de olmo resbaladizo y permita que se disuelva.

Batido para curar el intestino

Ingredientes:

- Leche de almendras (1 taza), simple
- Colágeno orgánico en polvo (2 cucharadas)
- Aceite de coco (1 cucharada), virgen extra
- Polvo probiótico (1/2 cucharadita)
- Regaliz desglicirrizado (1 cucharadita) (dgl)
- Zinc carnosina (1 cucharadita)
- L-glutamina en polvo (1 cucharada)
- Kale (2 tazas) picada
- Bayas orgánicas (1/2 taza), congeladas

Método de preparación:

1. Combine todos los ingredientes en su licuadora.
2. Licuar hasta que quede suave.
3. Beber y disfrutar.

Leche de cúrcuma antiinflamatoria

Ingredientes:

- Jengibre en polvo (1/4cucharadita)
- Miel (1 cucharadita) cruda
- Leche de coco (2 tazas) simple
- Pizca de pimienta negra
- Cúrcuma (2 cucharaditas)
- Canela (1/2 cucharadita)

Método de preparación:

1. Mezcle todos sus ingredientes en la licuadora.
2. Vierta los ingredientes mezclados en una cacerola y caliente durante 3-5 minutos a fuego medio. Esto debe estar tibio cuando haya terminado.

Conclusión

Gracias por llegar hasta el final de *La dieta completa para el intestino*. Esperemos que haya sido informativo y capaz de proporcionarle todas las herramientas que necesita para alcanzar sus objetivos, sean cuales sean.

Al igual que con todos los libros de dieta, hay un poco de información para ayudarlo a comprender cómo puede mejorar su estilo de vida, así como información sobre por qué es la mejor dieta para usted. Hay un millón de dietas en el mundo y saber cuál es la adecuada para usted puede ser bastante difícil. Pero considere saber que lo que está tratando de lograr, jugará un papel más importante en la dieta que necesita usar. Si sufre de intestino permeable u otros trastornos intestinales, entonces este libro puede ser un punto de partida donde puede enmarcar su estilo de vida y hábitos alimenticios. Espero que encuentre cada receta deliciosa y agradable de hacer.